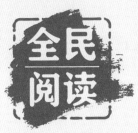

总主编
何清湖

常见病防治进家庭口袋本丛书

痛风

主编/孙贵香 张冀东

U0201076

全国百佳图书出版单位

中国中医药出版社

·北 京·

图书在版编目（CIP）数据

痛风/何清湖总主编；孙贵香，张冀东主编 . —— 北京：
中国中医药出版社，2024.7. ——（全民阅读）. ——
ISBN 978 - 7 - 5132 - 8839 - 2

Ⅰ . R589.7-49

中国国家版本馆 CIP 数据核字第 2024ZZ0602 号

中国中医药出版社出版

北京经济技术开发区科创十三街 31 号院二区 8 号楼
邮政编码　100176
传真　010-64405721
北京盛通印刷股份有限公司印刷
各地新华书店经销

开本 787×1092　1/32　印张 3.25　字数 65 千字
2024 年 7 月第 1 版　2024 年 7 月第 1 次印刷
书号　ISBN 978 - 7 - 5132 - 8839 - 2

定价　29.80 元
网址　www.cptcm.com

服 务 热 线　010-64405510
购 书 热 线　010-89535836
维 权 打 假　010-64405753

微信服务号　zgzyycbs
微商城网址　https://kdt.im/LIdUGr
官 方 微 博　http://e.weibo.com/cptcm
天猫旗舰店网址　https://zgzyycbs.tmall.com

如有印装质量问题请与本社出版部联系（010-64405510）
版权专有　侵权必究

《全民阅读·常见病防治进家庭口袋本丛书》

编委会

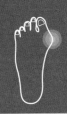

　　"全民阅读"是国家重要的文化工程，是建设学习型社会的一项重要举措，有助于在全社会形成"多读书、读好书"的良好氛围和文明风尚。健康是老百姓最核心的追求之一，不仅与每个人、每个家庭息息相关，更关乎国家的繁荣与发展。人民健康是民族昌盛和国家富强的重要标志。建设"健康中国"战略有重要的意义，是实现"中国式现代化"的必然要求。

　　"中医药学包含着中华民族几千年的健康养生理念及其实践经验"，"是中华民族的伟大创造，是中国古代科学的瑰宝"。中医药学是我国珍贵的文化遗产，是打开中华文明宝库的钥匙，是中华文明得以延续和发展的重要保障，经历了数千年的沉淀与发展，直至今日依然熠熠生辉。中医药学积累了大量宝贵的健康养生理论及技术，如食疗、药疗、传统功法、情志疗法及外治法等，这些在我们的日常生活中处处可见，有着广泛的群众基础，为维护人民健康提供了重要保障。

2016 年 2 月 26 日，国务院印发《中医药发展战略规划纲要（2016—2030 年）》，其中明确指出，推动中医药进校园、进社区、进乡村、进家庭，将中医药基础知识纳入中小学传统文化、生理卫生课程，同时充分发挥社会组织作用，形成全社会"信中医、爱中医、用中医"的浓厚氛围和共同发展中医药的良好格局。为了科普中医药知识，促进全民健康，助力"健康中国"建设，世界中医药学会联合会慢病管理专业委员会组织全国专家学者编撰了《全民阅读·常见病防治进家庭口袋本丛书》。整套丛书包括 10 册，即《便秘》《感冒》《高血压》《冠心病》《颈椎病》《咳嗽》《失眠》《糖尿病》《痛风》《血脂异常》。我们希望通过《全民阅读·常见病防治进家庭口袋本丛书》向广大群众科普常见病的中医药防治知识，帮助老百姓更好地培养健康生活习惯，提高防病治病的能力。本套丛书在保证科学性与专业性的前提下，将介绍的内容趣味化（通俗易懂）、生活化（贴近实际）、方法化（实用性强）。

1. 科学性

作为科普丛书，科学性是第一要素。世界中医药学会联合会慢病管理专业委员会组织行业内的知名专家学者编撰本套丛书，并进行反复推敲与审校，确保科普知识的科学性、专业性与权威性。

2. 通俗性

本套丛书在编写过程中肩负着重要的使命，就是让深奥的中医药知识科普化，使博大精深的中医药理论妙趣横生，从而吸引读者。因此，我们对中医药理论进行反复"咀嚼"与加工，使文字简约凝练、通俗易懂，使内容图文并茂、形象生动。

3. 实用性

本套丛书内容贴近实际，凝集了老百姓日常生活中常遇到的健康问题，如糖尿病、高血压、痛风等，重视以具体问题为导向，不仅使读者产生共鸣，发现和了解生活中的常见健康问题，而且授之以渔，提供中医药干预思路，做到有方法、实用性强。

《全民阅读·常见病防治进家庭口袋本丛书》将"全民阅读"与"健康中国"两大战略工程相结合，由众多中医权威专家共同撰写，是适合全民阅读的大众科普读物的一次结集出版，对传播中医药文化、指导老百姓养生保健有很好的作用。在此特别感谢世界中医药学会联合会慢病管理专业委员会、湖南中医药大学、湖南医药学院等单位对本套丛书编撰工作的大力支持，对一直关心、关注、支持本套丛书的专家学者表示诚挚的感谢。

由于时间比较仓促，加之编者水平有限，本套丛书可能还存在一些不足之处，恳请广大读者提出宝贵的意见和建议，以便再版时修正。

世界中医药学会联合会慢病管理专业委员会会长

湖南中医药大学教授、博士生导师

湖南医药学院院长

何清湖

2024 年 4 月

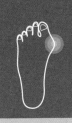

痛风是一种尿酸过度沉积导致的疾病。痛风人群在全球范围内均有分布，且受地域、民族和饮食习惯的影响。我国痛风的发病率为 1%~3%。随着人类平均寿命的延长及生活方式的改变，痛风的发病率呈逐年上升趋势。痛风的基本病因和具体发病机制尚不十分清晰，但痛风与高尿酸血症密切相关，约 90% 的痛风是由尿酸排泄障碍导致的。

痛风的发病与生活方式密切相关。随着人民生活水平的提高，各种动物性食物在饮食中的比重逐渐增加，使得痛风的发病率与日俱增，尤其是中老年人群、慢性心血管疾病和糖尿病患者，这些人群更容易发病。中医药在痛风的预防与治疗方面均具有独特的优势，饮食调养、中药辨证应用及穴位按摩等治疗手段对痛风的防治卓有成效。

本书采用图文并茂的形式和通俗易懂的语言，介绍了预防痛风的小妙招，以及痛风四种常见中医证型的调理方法，主要包括穴位按摩、中药干预、饮食调养等家庭常用而易学的方法。全书以直观的图片呈现为主，配有必要的文字说明，是供广大中医药爱好者及痛风患者阅读的优质科普读物。

　　由于时间有限，本书在编写过程中尚有疏漏与不足之处，敬请各位专家、读者提出宝贵意见和建议，以便再版修订时及时更正。

《痛风》编委会

2024 年 4 月

目　录

控尿酸，防痛风 30 招
尿酸不高，痛风不找

痛风有哪些表现	/ 2
控尿酸：6 大常用穴位	/ 3
控尿酸：8 种家常食物	/ 9
控尿酸：4 种常用中药	/ 11
药食同源，控尿酸：6 道精选食疗方	/ 12
控尿酸：6 种家用中成药	/ 18

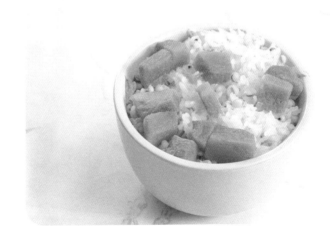

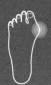

湿热蕴结型痛风调理 26 招
清利湿热，散结止痛

湿热蕴结型痛风有哪些表现　　　　　　　　/ 20

湿热蕴结型痛风调理：7 大常用穴位　　　　/ 21

湿热蕴结型痛风调理：4 种家常食物　　　　/ 28

湿热蕴结型痛风调理：4 种常用中药　　　　/ 29

药食同源，清热利湿：6 道精选食疗方　　　/ 30

湿热蕴结型痛风调理：5 种家用中成药　　　/ 36

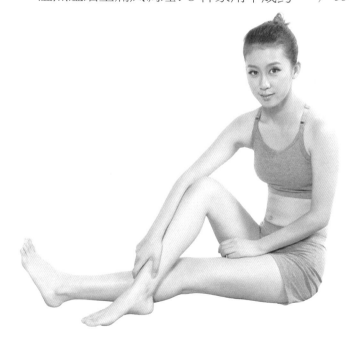

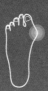

三 痰浊阻滞型痛风调理 26 招
化痰降浊，疏风通络

痰浊阻滞型痛风有哪些表现 / 38

痰浊阻滞型痛风调理：8 大常用穴位 / 39

痰浊阻滞型痛风调理：4 种家常食物 / 47

痰浊阻滞型痛风调理：4 种常用中药 / 48

药食同源，化痰降浊：5 道精选食疗方 / 49

痰浊阻滞型痛风调理：5 种家用中成药 / 54

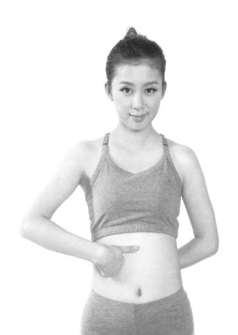

四 瘀热阻滞型痛风调理 26 招
清热凉血，散瘀止痛

瘀热阻滞型痛风有哪些表现 / 56

瘀热阻滞型痛风调理：7 大常用穴位 / 57

瘀热阻滞型痛风调理：4 种家常食物 / 64

瘀热阻滞型痛风调理：4 种常用中药 / 65

药食同源，清热散瘀：6 道精选食疗方 / 66

瘀热阻滞型痛风调理：5 种家用中成药 / 72

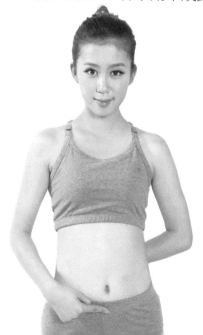

五 肝肾阴虚型痛风调理 23 招
补肝益肾，强壮筋骨

肝肾阴虚型痛风有哪些表现 / 74

肝肾阴虚型痛风调理：7 大常用穴位 / 75

肝肾阴虚型痛风调理：4 种家常食物 / 82

肝肾阴虚型痛风调理：4 种常用中药 / 83

药食同源，补肝益肾：4 道精选食疗方 / 84

肝肾阴虚型痛风调理：4 种家用中成药 / 88

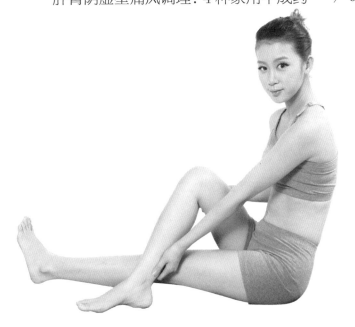

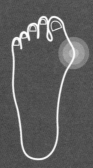

控尿酸，防痛风 30 招

尿酸不高，痛风不找

痛风
有哪些表现

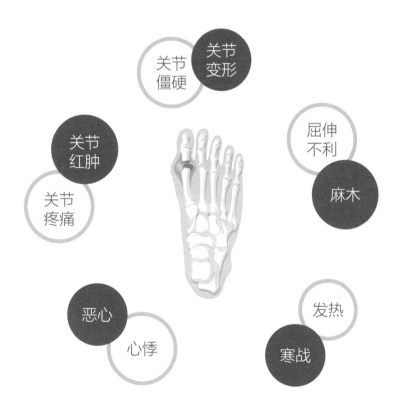

关节变形

关节僵硬

关节红肿

关节疼痛

屈伸不利

麻木

恶心

心悸

发热

寒战

控尿酸：
6 大常用穴位

对症按摩调理方

取穴原理	足三里为胃经合穴、胃下合穴，按揉本穴可健脾化湿，促进尿酸代谢。
功效主治	健脾益气，消脂化浊。主治消化系统疾病、头痛、牙痛、神经痛、鼻部疾病等，可化湿降浊，改善痛风。
穴名解读	"里"与"理"通。人以肚脐为界，上为天，下为地，中为人，分为三部，万物由之，理在其中。故足三里穴能调和天地人，能治人体上中下诸病。

按揉足三里穴

操作方法
用拇指指腹按揉足三里穴 3~5 分钟，以有酸胀感为宜。

定位
本穴在小腿前外侧，外膝眼下 3 寸，距胫骨前嵴约一横指。

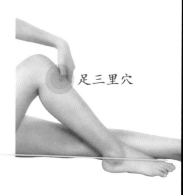

足三里穴

取穴原理	丰隆乃足阳明胃经之络穴，可健脾利湿，化痰消脂，促进尿酸代谢。
功效主治	健脾利湿，化浊通络。主治肥胖、咳嗽、哮喘、头痛、眩晕、痛风等。
穴名解读	"丰隆"，象声词，"轰隆"之义。从条口穴、上巨虚穴、下巨虚穴传来的水湿云气至本穴后化雨而降，且降雨量大，如雷雨之轰隆有声，故名"丰隆"。

操作方法

用拇指或食指指腹稍用力按揉丰隆穴3~5分钟，以有酸胀感为度。

定位

本穴位于外踝尖上8寸，胫骨外1.5寸，两筋间的凹陷处。

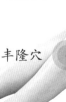

丰隆穴

取穴原理	阴陵泉为足太阴脾经之合穴，能温运中焦，清利下焦，有助于补肾益气，利尿通淋，让尿酸随尿液排出体外。
功效主治	健脾理气，利水渗湿，利尿通淋。主治腹痛胀满、水肿、泄泻、小便不利、遗精、月经不调、带下、下肢麻痹等。
穴名解读	"阴"，水之意；"陵"，土丘；"泉"，水泉。脾经流行的经水及脾土物质混合物在本穴聚合堆积如土丘之状，故名"阴陵泉"。

操作方法

用食指指腹用力按揉阴陵泉穴3~5分钟，以有酸胀感为度。

定位

本穴位于小腿内侧，胫骨内侧髁下缘与胫骨内侧缘之间的凹陷中。

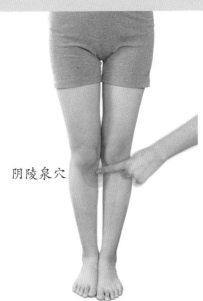

阴陵泉穴

按压三阴交穴

取穴原理	三阴交穴是脾经上的穴位，又连通肝、肾二经，按揉三阴交穴，能补肾健脾，利尿通淋，促进尿酸排出。
功效主治	补脾益肾，利水渗湿，舒筋通络。主治腹痛、呕吐、消化不良、月经不调、遗精、阳痿、小便不利、失眠、水肿等。
穴名解读	"三阴"，指足之三阴经；"交"，指交会与交接。此穴为足太阴、足少阴、足厥阴三条阴经气血物质的交会处。

操作方法

以拇指指腹垂直按压穴位，每天早、晚各一次，每次左右两侧各1～3分钟。

定位

本穴在小腿内侧，内踝尖上3寸，胫骨内侧缘后际。

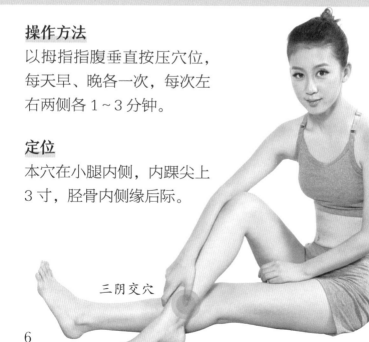

三阴交穴

6

取穴原理	肾俞穴是补肾要穴，按摩肾俞穴可以培补肾元，补肾益气，利尿通淋，促进尿酸排出。
功效主治	益气温阳，补益肾元。主治肾虚腰痛、腰膝酸软、耳鸣目眩、阳痿遗精、月经不调等。
穴名解读	"肾"，肾脏也；"俞"，输也。本穴为肾脏之气转输之处，是调治肾疾的重要穴位，故名"肾俞"。

操作方法

用拇指指腹按揉肾俞穴
3~5 分钟，以有酸胀感
为宜。

定位

本穴位于脊柱区，第 2
腰椎棘突下，后正中线
旁开 1.5 寸。

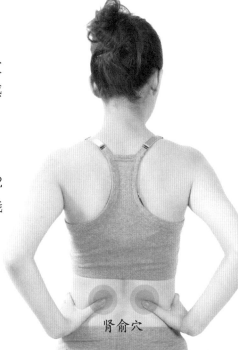

肾俞穴

7

<table>
<tr><td rowspan="4">按揉太溪穴</td><td>取穴原理</td><td>太溪穴可以滋阴益肾，祛寒壮阳，利尿通淋，使尿酸随尿液排出体外。</td></tr>
<tr><td>功效主治</td><td>温肾强腰，滋阴益气，利尿通淋。主治头痛目眩、耳鸣、咽喉肿痛、齿痛、咳嗽、气喘、消渴、月经不调、失眠、遗精、阳痿、腰脊痛、内踝肿痛等。</td></tr>
<tr><td>穴名解读</td><td>"太"，大；"溪"，沟溪。本穴为气血所注之处，足少阴肾经脉气出于涌泉，至此聚留而成大溪，故名"太溪"。</td></tr>
</table>

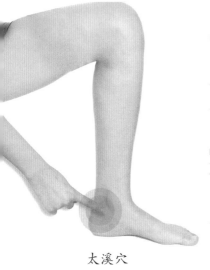

太溪穴

操作方法

用对侧手的拇指或食指指腹按揉太溪穴3分钟，力度柔和，以有酸胀感为度。

定位

取坐位垂足，由足内踝尖向后推至与跟腱之间的凹陷处即是太溪穴。

控尿酸：
8种家常食物

红豆

性味归经：性微寒，味甘、酸，归心、小肠、脾经。

功能：利水消肿，清热解毒，消痈排脓，加速嘌呤代谢，降血脂，调血糖。用于水肿，黄疸，脚气，便血。

用法：煎食、煮食。

薏米

性味归经：性凉，味甘、淡，归脾、胃、肺经。

功能：利水渗湿，健脾除痹。用于风湿痹痛，水肿，筋脉拘挛，小便淋沥，泄泻。

用法：煎食、煮食。

禁忌：大便燥结的人慎食。

甘蓝

性味归经：性平，味甘，归肝、胃经。

功能：清利湿热，散结止痛。用于痹证，消化性溃疡，关节不利。

用法：炒食、煮食、拌食。

核桃仁

性味归经：性温，味甘，归肾、大肠、肺经。

功能：补肾益精，降血脂，抗脂质过氧化。用于痹证，腰痛，尿频，遗精。

用法：生食、煮食。

禁忌：阴虚火旺的人慎食。

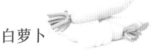

白萝卜

性味归经：性凉，味辛、甘，归肺、胃经。

功能：解渴利尿，行气化滞。用于消化不良，泛吐酸水，慢性痢疾。

用法：生食、煮食、煎食。

禁忌：脾胃虚寒的人不宜生食。

冬瓜

性味归经：性微寒，味甘、淡，归肺、大肠、小肠、膀胱经。

功能：解毒消肿，清热化痰，加快人体嘌呤代谢。用于热毒痈肿，痰喘，水肿胀满。

用法：煎食、煮食。

草莓

性味归经：性凉，味甘、微酸，归脾、胃经。

功能：健胃消食，利尿消肿，有利于胆固醇的代谢。用于消化不良，咽喉不利。

用法：鲜食、榨汁、煮食。

西瓜

性味归经：性寒，味甘，归心、胃、膀胱经。

功能：利尿消肿，清热解暑，维持体液平衡，促进尿酸排泄。用于暑热烦渴。

用法：鲜食。

禁忌：中寒湿盛的人慎食。

控尿酸：
4 种常用中药

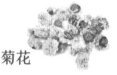

菊花

性味归经：性微寒，味甘、苦，归肺、肝经。

功效主治：平抑肝阳，解毒消肿，降压，调脂，碱化尿液。用于肝阳上亢所致的头痛、眩晕等。

用法：5~10 克，煎服。

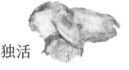

独活

性味归经：性微温，味辛、苦，归肾、膀胱经。

功效主治：祛风除湿，通痹止痛，控尿酸。用于风寒湿痹，腰膝疼痛。

用法：3~10 克，煎服。

禁忌：阴虚血燥的人慎服。

威灵仙

性味归经：性温，味辛、咸，归膀胱经。

功效主治：祛风湿，通经络，止痛，控尿酸。用于风湿痹痛，屈伸不利，肢体麻木。

用法：6~10 克，煎服。

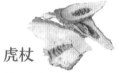

虎杖

性味归经：性微寒，味微苦，归肝、胆、肺经。

功效主治：清热利湿，散瘀止痛，控尿酸。用于风湿痹痛，痈肿疮毒。

用法：5~10 克，煎服。

> 其他常用中药：车前草、桑枝、萆薢、木通、络石藤等。

药食同源，控尿酸：6道精选食疗方

利尿消肿

玉米红豆饭

材料： 红豆、玉米、大米各25克。

做法：

1 红豆、玉米、大米分别淘洗干净，大米浸泡30分钟，玉米、红豆各浸泡4小时。

2 用电饭锅先将浸泡好的玉米、红豆煮开，15分钟后加入大米做成饭即成。

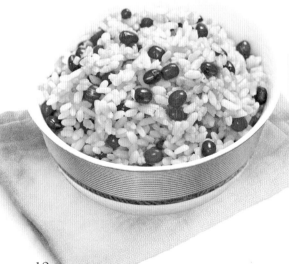

功效

玉米的嘌呤含量很低，还可以利尿除湿；红豆可以利尿消肿，清热利湿。二者搭配有利于利尿消肿，改善局部血液循环，减轻痛风症状。

材料：薏米 50 克，南瓜 200 克，大米 100 克。

做法：

1 南瓜洗净，去皮、瓤，切成小粒。

2 薏米洗净，去掉杂质，浸泡 3 小时。

3 大米洗净，浸泡 30 分钟。

4 将大米、薏米和南瓜粒放入电饭锅中，加入适量清水。

5 按下"煮饭"键，待电饭锅提示米饭煮好即可。

┤ 功效 ├

南瓜可以补中益气，解毒消肿；薏米可以健脾祛湿，通利关节。二者搭配可以利水消肿，有助于体内尿酸的排出。

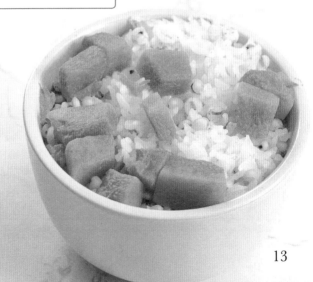

利湿祛风

微波茄汁冬瓜

材料：冬瓜 300 克，番茄 1 个。

调料：盐、姜丝适量。

做法：

1 冬瓜洗净，去皮，切片；番茄洗净，切片备用。

2 将适量盐加入少量纯净水中，搅拌至完全溶化。

3 将冬瓜片放在微波器皿中，在冬瓜片缝隙间摆好番茄片，撒姜丝，淋上少许盐水，覆上保鲜膜，扎几个小孔，大火微波 10~12 分钟即可。

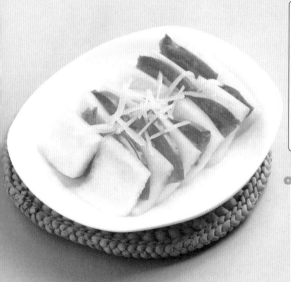

功效

冬瓜可以利湿祛风；番茄可促进尿酸的排泄。二者搭配食用可以降低血液中的尿酸水平，有利于减肥并预防关节疼痛。

烹饪妙招

烹制冬瓜时，盐要少放、晚放，这样不但口感好，还能控制食盐摄入量。

材料：白萝卜 300 克，葱丝 20 克。

调料：盐 3 克，植物油适量。

做法：

1 白萝卜洗净，切丝，用盐腌渍，沥水，挤干。

2 锅置火上，倒油烧至六成热，下葱丝炸出香味，浇在萝卜丝上拌匀即可。

促进尿酸排泄

葱油萝卜丝

| 功效 |

白萝卜可以利尿，能促进尿酸排泄，且嘌呤含量很低，一般不会引起尿酸升高。

烹饪妙招

白萝卜生吃能最大限度地保留营养物质。如果熟吃，要快速烹调，这样能更好地保留白萝卜中的维生素C 和水，利于尿酸的排出。

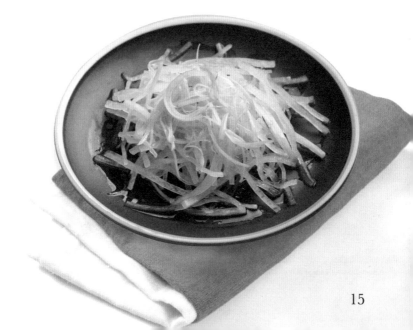

生拌紫甘蓝

材料： 紫甘蓝 200 克，紫洋葱 100 克。

调料： 葱末少许，盐、花椒油、胡椒粉各适量。

做法：

1 紫甘蓝洗净，切丝；紫洋葱去外皮，洗净，切丝。

2 把葱末、胡椒粉、盐、花椒油调匀，制成调味汁。

3 把调好的调味汁均匀地浇到切好的菜丝上，拌匀即可。

> **功效**
>
> 洋葱可以消脂排毒；紫甘蓝含有丰富的钾和膳食纤维，可以利尿降压。二者搭配食用可以利尿排毒，有利于尿酸的排出。

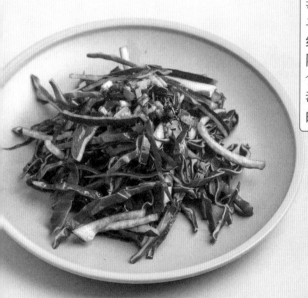

材料：红枣5枚，大米100克，菊花
　　　10克。

调料：红糖适量。

做法：

1 红枣洗净，去核；大米淘洗干净。

2 锅置火上，加适量清水，放入红枣、
　大米、菊花，大火煮开，转小火煮至
　粥黏稠，放入红糖调味即可。

红枣菊花粥

利尿降压，防并发症

┤ 功效 ├

红枣可以补血益气，镇
静安神；菊花可以疏风
散热，利尿降压。二者
搭配食用可以增强身体
抵抗力，有助于防治痛
风并发高血压。

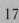

17

控尿酸：
6 种家用中成药

1 当归拈痛丸

清热利湿，祛风止痛。 用于湿热痹阻之痹病。

2 二妙丸

清热燥湿。 用于湿热下注之炎症，急性痛风性关节炎。

3 杜仲壮骨丸

益气健脾，活血通络，强筋健骨，祛风除湿。 用于风湿痹痛，筋骨无力，屈伸不利，腰膝疼痛。

4 正清风痛宁片

祛风除湿，活血通络，消肿止痛。 用于风寒湿痹。

5 湿热痹颗粒

祛风除湿，清热消肿，通络定痛。 用于湿热痹证。

6 六神丸

清热解毒，消炎止痛。 用于喉痹，喉风，喉痛，疔肿。

温馨提示： 中成药应在医生指导下使用，下同。

二

湿热蕴结型痛风调理 26 招

清利湿热，散结止痛

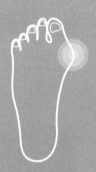

湿热蕴结型痛风有哪些表现

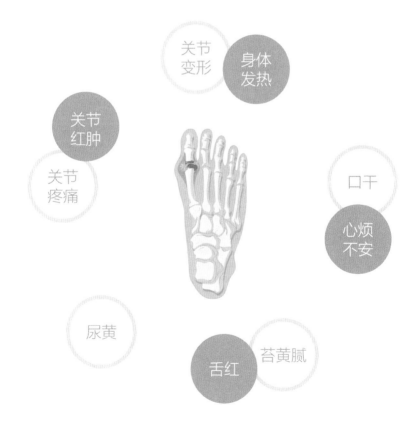

关节变形

身体发热

关节红肿

关节疼痛

口干

心烦不安

尿黄

舌红

苔黄腻

湿热蕴结型痛风调理：7 大常用穴位

对症按摩调理方

取穴原理	按摩局部阿是穴可通经活络，使风、湿、热等邪无所依附，痹痛遂解。
功效主治	通经活络，止痛。主治疼痛性疾病。
穴名解读	有阿是之法，言人有病痛，即令捏其上，若里当其处，不问孔穴，即得便快成痛处，即云阿是。

按揉局部阿是穴

操作方法

用拇指或食指指腹按揉局部阿是穴 3~5 分钟，以有酸胀感为宜。

定位

该穴位于病变局部，触碰时有疼痛反应。

取穴原理	三阴交穴是脾经上的穴位，又连通肝、肾二经，按揉三阴交穴，能补肾健脾，利尿通淋，促进尿酸排出。
功效主治	补脾益肾，利水渗湿，舒筋通络。主治腹痛、呕吐、消化不良、月经不调、遗精、阳痿、小便不利、失眠、水肿等。
穴名解读	"三阴"，指足之三阴经；"交"，指交会与交接。此穴为足太阴、足少阴、足厥阴三条阴经气血物质的交会处。

操作方法

以拇指指腹垂直按压穴位，每天早、晚各一次，每次左右两侧各 1~3 分钟。

定位

本穴在小腿内侧，内踝尖上3寸，胫骨内侧缘后际。

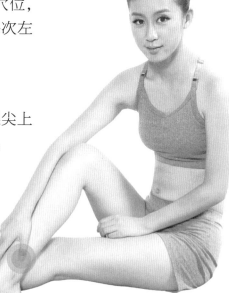

三阴交穴

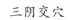

取穴原理	大椎穴为督脉之穴。督脉为"阳脉之海"，主一身之阳气，按揉大椎穴可清泄热邪，改善湿热蕴结引起的痛风。
功效主治	清热祛湿，扶正祛邪，提高机体免疫力。主治感冒发热、颈椎病、扁桃体炎、痤疮等。
穴名解读	"大"，巨大；"椎"，椎骨。古称第1胸椎棘突为大椎，穴在其上方，故名"大椎"。

操作方法

用拇指或食指指腹按揉大椎穴3~5分钟，以有酸胀感为宜。

定位

本穴在颈后部，第7颈椎棘突下凹陷中，后正中线上。

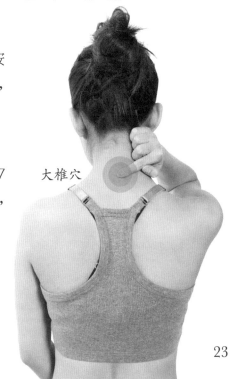

大椎穴

取穴原理	阳陵泉系足少阳胆经之合穴，是八会穴中的筋会，可通经活络，止痛。
功效主治	通经活络，调和经气。主治胁痛、黄疸、腰痛、坐骨神经痛、下肢肿痛、半身不遂等。
穴名解读	此穴名是根据其所在部位命名的。足少阳胆经为阳经，膝外侧属阳，腓骨小头部似陵，经气像流水注入陵前下方凹陷处，使之深似泉，故名"阳陵泉"。

操作方法

用拇指或食指指腹按揉阳陵泉穴3~5分钟，以有酸胀感为宜。

定位

本穴位于小腿外侧，腓骨头前下方凹陷中。

阳陵泉穴

取穴原理	脾俞为脾之背俞穴，具有调理脾胃、祛湿化浊的效果。
功效主治	健脾和胃，调和肠腑。主治腹痛、胃痛、急（慢）性胃炎、呕吐、泄泻、水肿等。
穴名解读	穴近脾脏，为脾气输注之处，主治脾之疾患，故名"脾俞"。

操作方法

用拇指指腹按揉脾俞穴 3~5 分钟，以有酸胀感为宜。

定位

本穴在脊柱区，第 11 胸椎棘突下，后正中线旁开 1.5 寸。

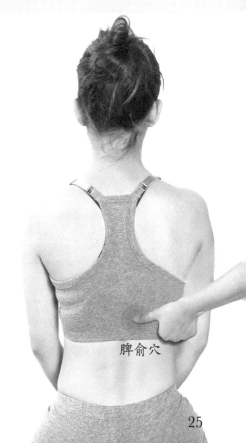

脾俞穴

25

<table>
<tr><td rowspan="3">推
按
涌
泉
穴</td><td>取穴
原理</td><td>涌泉穴在保健方面有重要作用，可使人肾精充沛，精神充足，腰膝壮实，预防早衰。</td></tr>
<tr><td>功效
主治</td><td>增强肾气，强筋壮骨。主治阳痿、遗精、失眠、耳鸣、鼻塞、头痛等，可调节和改善肾脏功能。</td></tr>
<tr><td>穴名
解读</td><td>"涌"，外涌而出也；"泉"，泉水也。该穴名意指体内肾经的经水由此外涌而出体表。本穴为肾经经脉的第一穴，它连通肾经的体内与体表经脉，肾经体内经脉中高温高压的水液由此外涌而出体表，故名"涌泉"。</td></tr>
</table>

操作方法

以食指指腹由下往上推按涌泉穴，每日早、晚，左右两侧各推按 1~3 分钟。

定位

5 个足趾背屈，足底掌心前面（足底中线前 1/3 处）正中凹陷处即是涌泉穴。

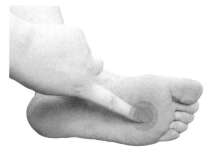

涌泉穴

取穴原理	中脘为胃之募穴、腑会，穴居胃脘部，可健脾和胃，祛湿化浊，促进尿酸代谢，调理胃肠功能。
功效主治	健脾和胃，补中安神。主治腹胀、胃脘痛、泄泻、便秘、食欲不振、呕吐等。
穴名解读	"中"，中部，又有中央的含义；"脘"同"管"。穴属胃募，位居心蔽骨与脐连线的正中，内部为胃的中部，主治胃疾，故名"中脘"。

操作方法

用拇指或食指指腹按揉中脘穴2~5分钟，以有酸胀感为宜。

定位

本穴在上腹部，脐上4寸，前正中线上。

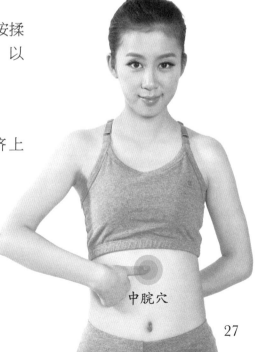

中脘穴

27

湿热蕴结型痛风调理：4 种家常食物

红豆

性味归经： 性微寒，味甘、酸，归心、小肠、脾经。

功能： 利水消肿，清热解毒，消痈排脓，加速嘌呤代谢，降血脂，调血糖。用于水肿，黄疸，便血。

用法： 煎食、煮食。

甘蓝

性味归经： 性平，味甘，归肝、胃经。

功能： 清利湿热，散结止痛。用于痹证，消化性溃疡，关节不利。

用法： 炒食、煮食、拌食。

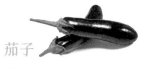

茄子

性味归经： 性凉，味甘，归脾、胃、大肠经。

功能： 清热活血，利尿消肿。用于小便不利，热毒疮痛，肠风便血。

用法： 炒食、煮食、蒸食。

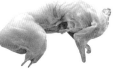

兔肉

性味归经： 性寒，味甘，归脾、肝、大肠经。

功能： 健脾补中，凉血解毒。用于湿热痹证，脾虚体弱，气血不足。

用法： 炒食、煮食、炖食。

其他常用食物： 薏米、绿豆芽等。

湿热蕴结型痛风调理：4 种常用中药

连翘

性味归经：性微寒，味苦，归心、肺、小肠经。

功效主治：清热解毒，消肿散结。用于热证，痈疡肿毒，小便不利，湿热蕴结型痛风。

用法：6～15 克，煎服。

禁忌：脾胃虚寒的人慎服。

知母

性味归经：性寒，味苦、甘，归肺、胃、肾经。

功效主治：清热泻火，滋阴润燥。用于高热烦渴，大便燥结，湿热蕴结型痛风。

用法：6～12 克，煎服。

禁忌：脾虚便溏的人及孕妇忌服。

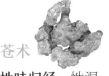

苍术

性味归经：性温，味辛、苦，归脾、胃、肝经。

功效主治：燥湿健脾，祛风。用于风湿痹痛，湿阻中焦，脘腹胀满，泄泻。

用法：3～9 克，煎服。

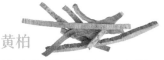

黄柏

性味归经：性寒，味苦，归肾、膀胱经。

功效主治：清热燥湿，泻火解毒。用于痛风，湿热泻痢，消渴，黄疸，目赤肿痛。

用法：3～12 克，煎服。

禁忌：脾胃虚寒的人忌服。

药食同源，清热利湿：6 道精选食疗方

利尿消肿

红豆米饭

材料：大米 100 克，红豆 30 克。

做法：

1 红豆用水泡 12 小时后，煮熟备用。

2 把大米和煮好的红豆放入电饭煲中拌匀，加足量水，焖成米饭即可。

烹饪妙招

红豆质地较硬，不易煮熟，因此在烹调前宜先用清水浸泡数小时，使其含有的营养成分能够充分发挥作用。

功效

红豆所含的维生素 B_1 有助于维持正常的消化腺分泌和胃肠道蠕动功能，抑制胆碱酯酶活性，促进消化，增进食欲，搭配大米食用可利尿消肿，健脾益胃，预防痛风石。

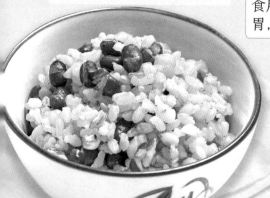

材料：茄子 400 克。

调料：生抽 3 克，香油、盐各 2 克。

做法：

1 茄子洗净，去蒂，放在蒸锅里蒸 15～20 分钟至熟透。

2 将蒸熟的茄子取出放入盘中，倒掉多余的汤汁，用筷子将茄子戳散或者用手撕成细条，最后加入生抽、盐、香油拌匀即可。

清热利尿

清蒸茄子

功效

茄子含有极少的嘌呤，可以利尿、活血消肿及清热止痛，对预防痛风和缓解痛风症状有利。

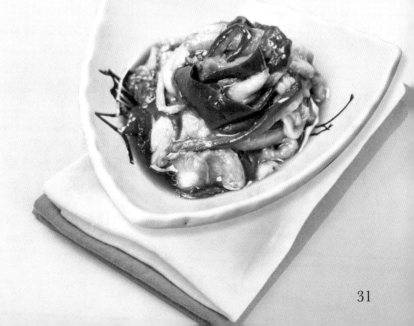

增强体质

芝麻兔肉

材料：黑芝麻 10 克，兔肉 400 克。

调料：葱段、姜片、香油、盐各适量。

做法：

1 黑芝麻洗净，炒香备用；兔肉去皮，洗净，放入锅内，加凉水烧开。

2 放入葱段、姜片，焯去血水，撇沫，捞出兔肉。

3 锅内再倒入清水，放入兔肉用小火煮 1 小时，捞出晾凉，剁块装盘。

4 碗内加香油、盐调匀，边搅边将黑芝麻撒入，最后将调味汁浇在兔肉上即可。

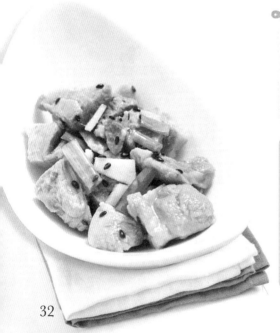

烹饪妙招

烹饪时可加入适量咖喱，有助于改善痛风合并糖尿病导致的脂代谢紊乱。

功效

兔肉属于高蛋白、低脂肪、低胆固醇食物，可以为"三高"及痛风患者提供优质蛋白质，增强体质，还不易使人发胖。

材料：冬瓜 200 克，紫甘蓝 100 克。

调料：柠檬汁、白糖各 20 克。

做法：

1 冬瓜洗净，去籽，用挖球器将冬瓜肉挖成球状，在开水中焯烫至断生；将紫甘蓝洗净，切碎，加适量凉白开搅拌均匀，滤汁待用。

2 向紫甘蓝汁中倒入柠檬汁，这时紫甘蓝汁会变成玫红色，然后再加入白糖调味。

3 将冬瓜球放进紫甘蓝汁中浸泡 2~3 小时，入味后即可食用。

清热利尿

紫水晶冬瓜

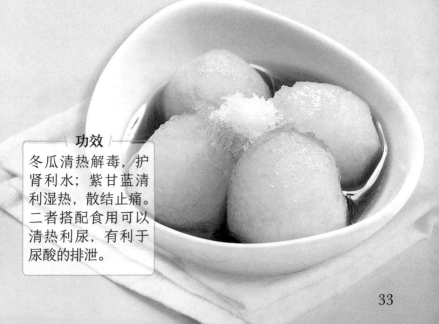

功效

冬瓜清热解毒，护肾利水；紫甘蓝清利湿热，散结止痛。二者搭配食用可以清热利尿，有利于尿酸的排泄。

清热利水

绿豆芽魔芋丝瓜汤

材料： 丝瓜 300 克，魔芋豆腐、绿豆芽各 100 克。

调料： 盐适量。

做法：

1 将丝瓜洗净去皮，切块；绿豆芽洗净；魔芋豆腐用热水泡洗，切片。

2 锅内倒入清水烧开，放入丝瓜块、魔芋片，煮 10 分钟左右，放入绿豆芽稍煮一下，出锅前加盐调味即可。

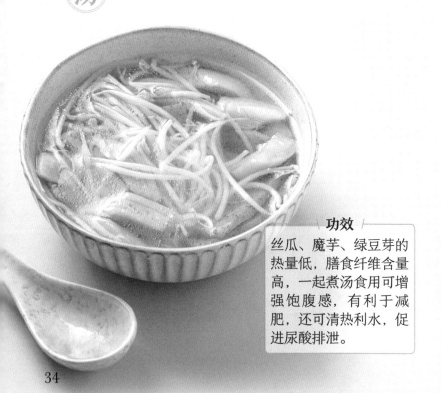

功效

丝瓜、魔芋、绿豆芽的热量低，膳食纤维含量高，一起煮汤食用可增强饱腹感，有利于减肥，还可清热利水，促进尿酸排泄。

材料：金银花、连翘各 5 克。

做法：

1 将金银花、连翘分别择洗干净，然后放入杯中。

2 向杯中注入沸水冲泡，等待 3 分钟左右即可饮用。

温馨提示： 本方应在医生指导下使用。

功效
金银花清热解毒，疏风散热；连翘清热解毒，消肿散结。二者泡茶饮用可以清热利湿，有助于尿酸排泄。

清热利湿

连翘金银花茶

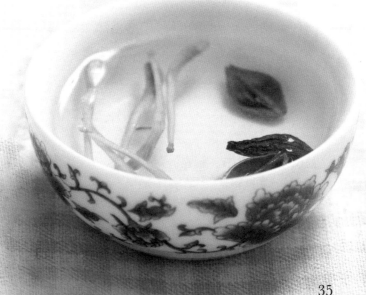

湿热蕴结型痛风调理：5 种家用中成药

1 龙胆泻肝口服液

清肝胆，利湿热。用于湿热痹证，头晕目赤，耳鸣耳聋，胁痛口苦。

2 茵栀黄口服液

清利湿热。用于湿热痹证，黄疸，胸胁胀痛，恶心呕吐，小便黄赤。

3 豨莶丸

祛风湿，利关节，解毒。用于风湿痹痛，筋骨无力，腰膝酸软，四肢麻痹。

4 湿热痹冲剂

清热消肿，通络定痛。用于湿热痹证，关节红肿热痛，烦闷不安。

5 三妙丸

清热燥湿。用于湿热下注之关节红肿疼痛。

三

痰浊阻滞型痛风
调理 26 招
化痰降浊，疏风通络

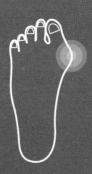

痰浊阻滞型痛风
有哪些表现

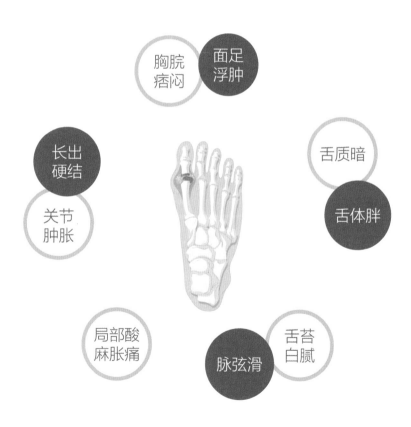

胸脘痞闷

面足浮肿

长出硬结

关节肿胀

舌质暗

舌体胖

局部酸麻胀痛

脉弦滑

舌苔白腻

痰浊阻滞型痛风调理：
8大常用穴位

对症按摩调理方

取穴原理	按摩局部阿是穴可通经活络，使风、湿、热等邪无所依附，痹痛遂解。
功效主治	通经活络，止痛。主治疼痛性疾病。
穴名解读	有阿是之法，言人有病痛，即令捏其上，若里当其处，不问孔穴，即得便快成痛处，即云阿是。

按揉局部阿是穴

操作方法
用拇指或食指指腹按揉局部阿是穴3~5分钟，以有酸胀感为宜。

定位
该穴位于病变局部，触碰时有疼痛反应。

取穴原理	公孙为脾经之络穴，亦是八脉交会穴，与冲脉相通，可健脾益气化痰。
功效主治	健脾益气，和胃化痰止痛。主治胃痛、呕吐、饮食不化、肠鸣腹胀、腹痛、水肿、心烦失眠、足癣等。
穴名解读	"公孙"，公之辈与孙之辈也，指穴内气血物质与脾土之间的关系。脾经物质五行属土，其父为火，其公为木，其子为金，其孙为水。穴名意指本穴物质为脾经与冲脉气血相会后化成的天部水湿风气。

操作方法

用拇指或食指指腹按揉公孙穴3~5分钟，以有酸胀感为宜。

定位

本穴在足内侧缘，第1跖骨底的前下方赤白肉际处。

公孙穴

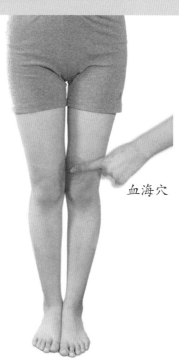

取穴原理	血海穴是脾经上的穴位，脾经产生的气血都会归聚在血海穴，按揉血海穴能够起到运化脾血、活血通络的作用。
功效主治	益气活血，化瘀通络。主治股内侧痛、月经不调、痛经、湿疹等。
穴名解读	"血"，气血的血；"海"，海洋。本穴善治各种血证，犹如聚血重归于海。

按揉血海穴

操作方法

用拇指或食指指腹按揉血海穴3~5分钟，以有酸胀感为宜。

定位

本穴在股前区，髌底内侧端上2寸，股内侧肌隆起处。

血海穴

取穴原理	丰隆乃足阳明胃经之络穴，可健脾利湿，化痰消脂，促进尿酸代谢。
功效主治	健脾利湿，化浊通络。主治肥胖、咳嗽、哮喘、头痛、眩晕、痛风等。
穴名解读	"丰隆"，象声词，"轰隆"之义。从条口穴、上巨虚穴、下巨虚穴传来的水湿云气至本穴后化雨而降，且降雨量大，如雷雨之轰隆有声，故名"丰隆"。

操作方法

用拇指或食指指腹稍用力按揉丰隆穴3~5分钟，以有酸胀感为度。

定位

本穴位于外踝尖上8寸，胫骨外1.5寸，两筋间的凹陷处。

丰隆穴

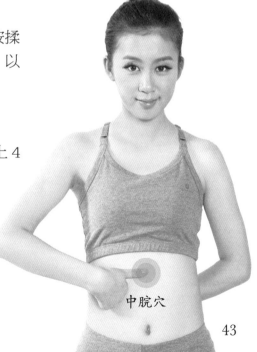

取穴原理	中脘为胃之募穴、腑会，穴居胃脘部，可健脾和胃，化痰祛湿，调理尿酸代谢功能。
功效主治	健脾和胃，补中安神。主治腹胀、胃脘痛、泄泻、便秘、食欲不振、呕吐等。
穴名解读	"中"，中部，又有中央的含义；"脘"同"管"。穴属胃募，位居心蔽骨与脐连线的正中，内部为胃的中部，主治胃疾，故名"中脘"。

按揉中脘穴

操作方法

用拇指或食指指腹按揉中脘穴2~5分钟，以有酸胀感为宜。

定位

本穴在上腹部，脐上4寸，前正中线上。

中脘穴

43

<table>
<tr><td rowspan="3">按揉脾俞穴</td><td>取穴原理</td><td>脾俞为脾之背俞穴，具有调理脾胃、祛痰湿的作用。</td></tr>
<tr><td>功效主治</td><td>健脾和胃，调和肠腑。主治腹痛、胃痛、急（慢）性胃炎、呕吐、泄泻、水肿等。</td></tr>
<tr><td>穴名解读</td><td>穴近脾脏，为脾气输注之处，主治脾之疾患，故名脾俞。</td></tr>
</table>

操作方法

用拇指指腹按揉脾俞穴3~5分钟，以有酸胀感为宜。

定位

本穴在脊柱区，第11胸椎棘突下，后正中线旁开1.5寸。

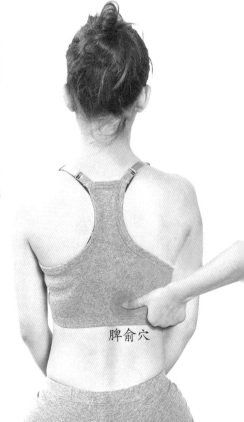

脾俞穴

取穴 原理	肺俞是肺之俞，主治肺脏病变，可与脾俞共用，以祛湿化痰，标本兼治。
功效 主治	清热止咳，宣肺平喘。主治咳嗽、气喘、肺炎、颈淋巴结结核、感冒、支气管炎、支气管哮喘、肾炎等。
穴名 解读	"肺"，指肺脏；"俞"同"输"。因其内应肺脏，是肺气转输、输注之处，是治疗肺脏疾病的重要腧穴，故名"肺俞"。

按揉肺俞穴

操作方法

用拇指或食、中两指轻轻按揉肺俞穴，每次 2 分钟。

定位

本穴在脊柱区，第 3 胸椎棘突下，后正中线旁开 1.5 寸。

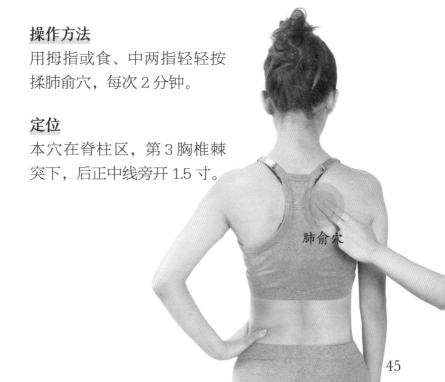

肺俞穴

<table>
<tr><td rowspan="4">按揉足三里穴</td><td>取穴原理</td><td>足三里为胃经合穴、胃下合穴，按揉本穴可健脾化湿，促进尿酸代谢。</td></tr>
<tr><td>功效主治</td><td>健脾益气，消脂化浊。主治消化系统疾病、头痛、牙痛、神经痛等。</td></tr>
<tr><td>穴名解读</td><td>"里"与"理"通。人以肚脐为界，上为天，下为地，中为人，分为三部，万物由之，理在其中。故足三里穴能调和天地人，能治人体上中下诸病。</td></tr>
</table>

操作方法

用拇指指腹按揉足三里穴3~5分钟，以有酸胀感为宜。

定位

本穴在小腿前外侧，外膝眼下3寸，距胫骨前嵴约一横指。

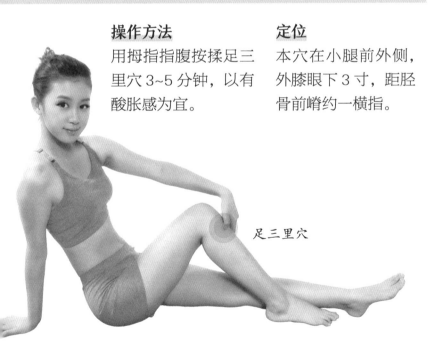

足三里穴

痰浊阻滞型痛风调理：4 种家常食物

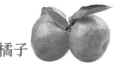

橘子

性味归经： 性平，味甘、酸，归肺、胃经。

功能： 疏肝解郁，理气化痰。用于咳嗽痰多，呕逆，胸膈气结。

用法： 生食、煮食。

柠檬

性味归经： 性凉，味甘、酸，归肺、胃经。

功能： 生津止渴，化痰。用于暑热伤津，食欲不振，脘腹痞胀。

用法： 生食、绞汁、煮食。

冬瓜

性味归经： 性微寒，味甘、淡，归肺、大肠、小肠、膀胱经。

功能： 解毒消肿，清热化痰，加快人体嘌呤代谢。用于热毒痈肿，痰喘，水肿胀满。

用法： 煎食、煮食。

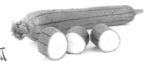

丝瓜

性味归经： 性凉，味甘，归肺、肝、胃、大肠经。

功能： 清热化痰，凉血解毒。用于热病身热烦渴，咳嗽痰喘，水肿。

用法： 炒食、煮食。

禁忌： 脾胃虚寒的人慎食。

痰浊阻滞型痛风调理：4 种常用中药

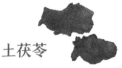

土茯苓

性味归经： 性平，味甘、淡，归肝、胃经。

功效主治： 除湿，通利关节。用于湿热淋浊，筋骨疼痛。

用法： 15~20 克，煎服。

法半夏

性味归经： 性温，味辛，归脾、胃、肺经。

功效主治： 燥湿化痰，消痞散结。用于湿痰寒痰，咳喘痰多，痰饮眩悸。

用法： 3~9 克，煎服。

茯苓

性味归经： 性平，味甘、淡，归心、脾、肺、肾经。

功效主治： 利水渗湿，健脾补中，护肝。用于脾虚湿盛所致之各种水肿，泄泻，痰饮，纳差。

用法： 10~15 克，煎服。

禁忌： 阴虚无湿热、气虚下陷的人慎服。

陈皮

性味归经： 性温，味辛、苦，归脾、肺经。

功效主治： 理气健脾，燥湿化痰。用于湿痰寒痰，咳嗽痰多，胸腹胀满。

用法： 3~10 克，煎服。

禁忌： 阴虚燥咳的人慎服。

药食同源，化痰降浊：5 道精选食疗方

材料：山楂糕、橘子各 250 克。

调料：白糖、水淀粉各适量。

做法：

1 将山楂糕切成碎块；橘子去皮及核，切成块。

2 锅置火上，倒入适量清水，水沸后将山楂糕放入锅中煮 15 分钟，再放入白糖和橘子，水开后用水淀粉勾稀芡即可。

理气化痰

山楂橘子羹

┌─ **功效** ─┐

山楂可以开胃消食，行气活血；橘子可以理气化痰。二者一起食用能理气化痰降浊。

清热祛痰

毛豆烧丝瓜

材料：丝瓜 250 克，毛豆 100 克。

调料：葱丝、姜末各 5 克，盐、水淀粉、植物油各适量。

做法：

1 毛豆洗净，焯水后捞出沥干；丝瓜洗净，去皮，切滚刀块。

2 油锅烧热，煸香葱丝、姜末，放入毛豆，加水烧 10 分钟后盛出。

3 油锅烧热，下丝瓜块炒软，倒入毛豆，加盐，最后用水淀粉勾芡即可。

---| **功效** |---

毛豆和丝瓜搭配食用能清热祛痰，排毒凉血，还能增强身体的抵抗力，帮助身体抗氧化。

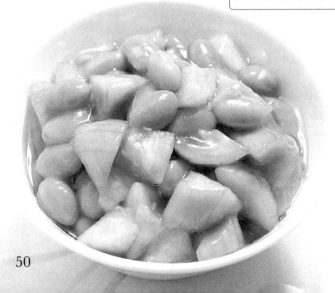

材料： 鲤鱼 250 克，冬瓜 200 克。

调料： 姜片、葱段、盐、醋、植物油各适量。

做法：

1 鲤鱼去内脏、鳃、鳞片，洗净，划几刀；冬瓜去皮、瓤，洗净，切成片。

2 锅内放油烧热，放入葱段、姜片炝锅，放入鲤鱼、冬瓜片，加水没过食材，大火煮沸后加少许醋，继续炖煮。

3 出锅前加少许盐，转小火炖至入味，最后出锅装入盘中即可。

清热化痰

鲤鱼炖冬瓜

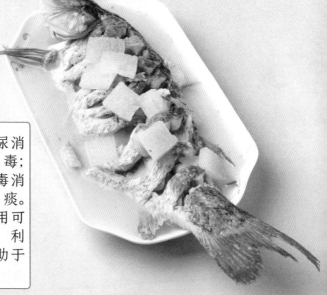

┤ 功效 ├

鲤鱼可以利尿消肿，清热解毒；冬瓜可以解毒消肿，清热化痰。二者搭配食用可以清热化痰，利尿消肿，有助于尿酸的排泄。

陈皮山药佛手粥

材料: 大米 100 克，佛手、山药各 15 克，陈皮 10 克，红枣 3 枚。

做法:

1 先将佛手洗净撕开，陈皮洗净，然后将二者放入锅中，加水煎取药汁；山药去皮，洗净，切片。

2 取淘洗干净的大米、山药片、红枣放入开水锅中，先用大火烧开，再转用小火熬煮成稀粥，待粥快熟时加入药汁，再煮沸即可。

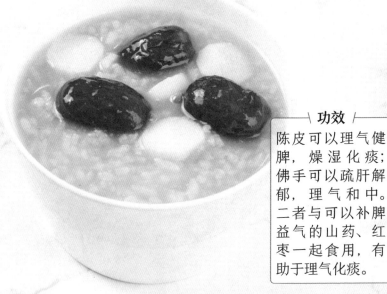

功效

陈皮可以理气健脾，燥湿化痰；佛手可以疏肝解郁，理气和中。二者与可以补脾益气的山药、红枣一起食用，有助于理气化痰。

材料: 泽泻6克，车前草、绿茶、代代花各5克。

做法:

1 将所有材料洗净。

2 将洗净的材料放入保温杯中，冲入沸水，盖盖子闷泡，15分钟后即可饮用。

温馨提示: 本方应在医生指导下使用。

泽泻车前茶

利水除湿

--| 功效 |--

泽泻利水渗湿、泄热、化浊降脂，车前草清热利尿，与绿茶、代代花搭配使用，有利水除湿、理气和中、解毒之效。

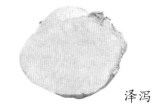
泽泻

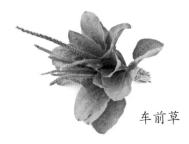
车前草

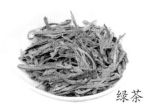
绿茶

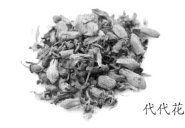
代代花

痰浊阻滞型痛风调理：5 种家用中成药

1 茯苓丸

燥湿行气，软坚化痰。 用于痰伏中脘，流注经络证，症见两臂酸痛抽搐，或两手麻木，或四肢浮肿。

4 瘀血痹颗粒

化痰散结，活血通络。 用于慢性痛风性关节炎期之痰浊阻滞证。

2 痛舒片

活血化瘀，舒筋活络，消肿止痛。 适用于血瘀痰凝型痛风。

5 舒筋活血丸

活血化瘀，通络止痛。 用于血瘀痰阻型痛风。

3 四妙散

化痰通络，理气止痛。 用于血瘀痰阻型痛风。

四

瘀热阻滞型痛风调理 26 招

清热凉血，散瘀止痛

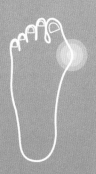

微信扫描二维码
有声点读新体验

瘀热阻滞型痛风
有哪些表现

局部
肿胀

病灶处
有硬结

关节红
肿刺痛

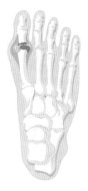

舌质暗紫
或有瘀斑

肤色
紫暗

舌苔
薄黄

脉弦细

瘀热阻滞型痛风调理：7大常用穴位

取穴原理	按摩局部阿是穴可通经活络，使风、湿、热等邪无所依附，痹痛遂解。
功效主治	通经活络，止痛。主治疼痛性疾病。
穴名解读	有阿是之法，言人有病痛，即令捏其上，若里当其处，不问孔穴，即得便快成痛处，即云阿是。

按揉局部阿是穴

操作方法

用拇指或食指指腹按揉局部阿是穴3~5分钟，以有酸胀感为宜。

定位

该穴位于病变局部，触碰时有疼痛反应。

<table>
<tr><td rowspan="3">按揉气海穴</td><td>取穴
原理</td><td>按揉气海穴可以温养肾气，散寒除湿，增强尿酸代谢，强身健体。</td></tr>
<tr><td>功效
主治</td><td>温阳益气，益肾固精。主治尿频、阳痿、遗精、腹胀、泄泻、月经失调、痛经等。</td></tr>
<tr><td>穴名
解读</td><td>"气"，元气;"海"，海洋。穴在脐下，为人体元气之海，故名"气海"。</td></tr>
</table>

操作方法

用拇指或食指指腹按揉气海穴 3~5 分钟，力度适中。

定位

本穴在下腹部，脐下 1.5 寸，前正中线上。

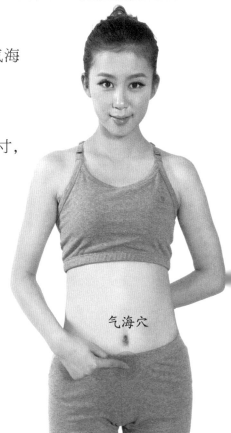

气海穴

取穴原理	血海穴是脾经上的穴位，脾经产生的气血都会归聚在血海穴，按揉血海穴能够起到运化脾血、活血通络的作用。
功效主治	益气活血，化瘀通络。主治股内侧痛、月经不调、痛经、闭经、湿疹等。
穴名解读	"血"，气血的血；"海"，海洋。本穴善治各种血证，犹如聚血重归于海。

操作方法

用拇指或食指指腹按揉血海穴 3~5 分钟，以有酸胀感为宜。

定位

本穴在股前区，髌底内侧端上 2 寸，股内侧肌隆起处。

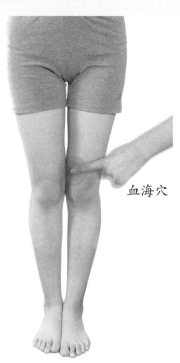

血海穴

按压三阴交穴

取穴原理	三阴交穴是脾经上的穴位，又连通肝、肾二经，按揉三阴交穴，能补肾健脾，利尿通淋，促进尿酸排出。
功效主治	补脾益肾，利水渗湿，舒筋通络。主治腹痛、呕吐、消化不良、月经不调、遗精、阳痿、小便不利、失眠、水肿等。
穴名解读	"三阴"，指足之三阴经；"交"，指交会与交接。此穴为足太阴、足少阴、足厥阴三条阴经气血物质的交会处。

操作方法

以拇指指腹垂直按压穴位，每天早、晚各一次，每次左右两侧各 1～3 分钟。

定位

本穴在小腿内侧，内踝尖上 3 寸，胫骨内侧缘后际。

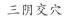

三阴交穴

60

取穴原理	合谷，别名"虎口"，可以发汗解表，祛风止痛，特别是止头面部之痛。
功效主治	镇静止痛，通经活络，清热解表。主治头面五官部疾病，缓解颈部、上肢、上腹部的疼痛。
穴名解读	"合"，合拢；"谷"，山谷，指低陷如山谷处。此穴位于第1、2掌骨间，喻二骨相合，其凹陷处犹如山谷，所以称为"合谷"。

操作方法

用拇指指腹按揉合谷穴3～5分钟，以有酸胀感为宜。

定位

本穴在手背，第2掌骨桡侧的中点处。

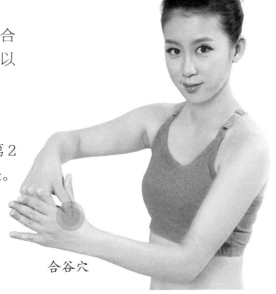

合谷穴

取穴原理	按揉手心劳宫穴，能够起到流通气血、清心醒脑的作用。
功效主治	清热泻火，祛风通络，开窍醒神。主治失眠、胸闷心悸、神经衰弱、情绪不稳等。
穴名解读	"劳"，劳作；"宫"，宫殿。从中冲穴传来的高温干燥之气，行至本穴后传热于脾土，使脾土中的水湿亦随之气化，穴内的地部脾土未受其气血之生反而付出其湿，如人之劳作一般，故名"劳宫"。

操作方法

用拇指或食指指腹按揉劳宫穴3~5分钟，以有酸胀感为宜。

定位

本穴位于手掌心的凹陷处，第2、3掌骨之间偏于第3掌骨，即握拳时中指尖所指处。

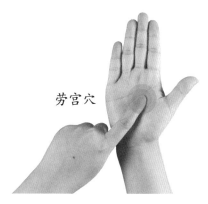

劳宫穴

取穴原理	公孙为脾经之络穴，亦是八脉交会穴，与冲脉相通，可健脾益气化痰。
功效主治	健脾益气，和胃化痰止痛。主治胃痛、呕吐、饮食不化、肠鸣腹胀、腹痛、水肿、心烦失眠、足癣等。
穴名解读	"公孙"，公之辈与孙之辈也，指穴内气血物质与脾土之间的关系。脾经物质五行属土，其父为火，其公为木，其子为金，其孙为水。穴名意指本穴物质为脾经与冲脉气血相会后化成的天部水湿风气。

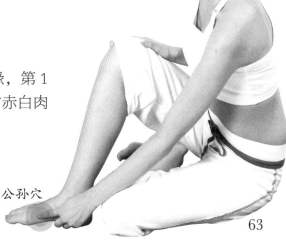

按揉公孙穴

操作方法

用拇指或食指指腹按揉公孙穴 3~5 分钟，以有酸胀感为宜。

定位

本穴在足内侧缘，第 1 跖骨底的前下方赤白肉际处。

公孙穴

瘀热阻滞型痛风调理：4种家常食物

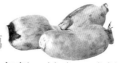

莲藕

性味归经： 性寒，味甘，归心、肝、脾、胃经。

功能： 清热凉血，散瘀。用于热病口渴，迫血妄行导致的各种出血。

用法： 生食、炒食、煮食。

禁忌： 脾胃虚寒的人慎食。

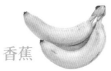
香蕉

性味归经： 性寒，味甘，归脾、胃、大肠经。

功能： 清热解毒，润肺滑肠。用于肺热咳嗽，温热烦渴，大便秘结。

用法： 生食、煮食。

梨

性味归经： 性凉，味甘、微酸，归肺、胃、心经。

功能： 清热降火，养胃生津，抗炎。用于反胃转食，药物不下。可减轻炎症早期出现的组织损伤。

用法： 生食、煮食。

禁忌： 不宜多食。

猕猴桃

性味归经： 性寒，味酸、甘，归胃、肝、肾经。

功能： 清热除烦，生津止渴，润燥，和中。用于烦热，消渴，消化不良，痔疮。

用法： 鲜食。

禁忌： 中寒湿盛的人慎食。

瘀热阻滞型痛风调理：4种常用中药

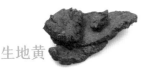

生地黄

性味归经： 性寒，味甘，归心、肝、肾经。

功效主治： 清热凉血，养阴生津。用于热入营血所致的温毒发斑，津伤便秘，以及阴虚所致的虚热消渴。

用法： 10~15克，煎服。

牛膝

性味归经： 性平，味苦、甘、酸，归肝、肾经。

功效主治： 逐瘀通经，补肝肾，强筋骨。用于腰膝酸痛，筋骨无力。

用法： 5~12克，煎服。

禁忌： 孕妇慎服。

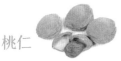

桃仁

性味归经： 性平，味苦、甘，归心、肝、大肠经。

功效主治： 活血祛瘀，润肠通便。用于瘀血阻滞型痛风。

用法： 5~10克，煎服。

禁忌： 孕妇忌服。

赤芍

性味归经： 性微寒，味苦，归肝经。

功效主治： 清热凉血，散瘀止痛。用于肝郁胁痛，跌打损伤，瘀热阻滞型痛风。

用法： 6~12克，煎服。

禁忌： 血寒经闭者不宜食用；孕妇慎用；不宜与藜芦同用。

药食同源，清热散瘀：6 道精选食疗方

凉血化瘀

山楂藕片

材料：山楂 50 克，莲藕 100 克。

调料：冰糖 5 克。

做法：

1 山楂洗净，去蒂及核，对切两瓣；莲藕去皮，洗净，切薄片。

2 锅中放少量水，倒入山楂、冰糖，大火煮开后转小火熬煮成黏稠的山楂酱。

3 另起锅，加水煮沸，放入藕片焯熟，捞出沥干，装盘，淋上山楂酱即可。

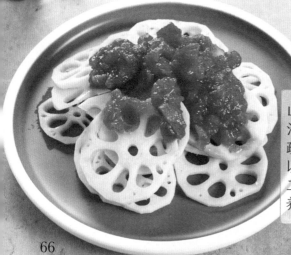

功效

山楂可以养肝健脾，活血化瘀，还可以疏肝理气；莲藕可以清热凉血，散瘀。二者搭配可以健脾养血，凉血化瘀。

材料： 猪瘦肉 150 克，雪梨 2 个，胡萝卜 1 根。

调料： 姜片 5 克，盐 3 克。

做法：

1 猪瘦肉洗净，切成小块；雪梨洗净，去皮、核，切小块；胡萝卜去皮，洗净，切片。

2 锅中加入冷水，放入瘦肉块、雪梨块、胡萝卜片、姜片，大火烧开，再用小火慢炖 30 分钟，最后加盐调味即可。

胡萝卜雪梨炖瘦肉

清热活血

┤ 功效 ├

雪梨可以清热降火，滋阴润肺；胡萝卜可以润肠通便；猪瘦肉可养血补肾。三者搭配煮汤可以起到清热活血的作用。

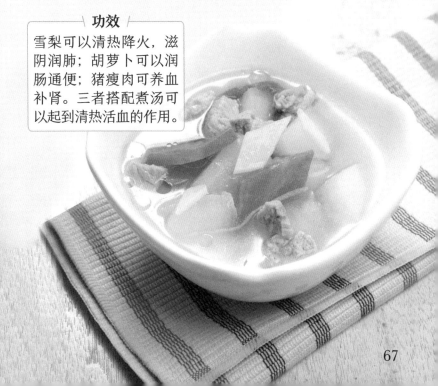

香蕉百合银耳汤

材料： 香蕉 2 根，干银耳 10 克，鲜百合 20 克，枸杞子 5 克。

做法：

1 银耳用清水泡透，去杂洗净，撕成小朵，加水上笼蒸半小时；百合剥开洗净，去蒂；枸杞子洗净备用；香蕉去皮，切成厚约 0.3 厘米的小片。

2 将所有食材放入炖盅中，加水没过食材，上笼蒸半小时即可。

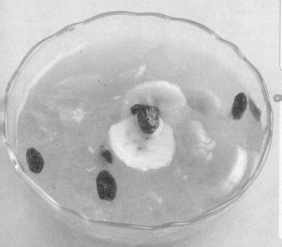

功效

香蕉百合银耳汤可以利尿，滋阴养脾。此外，香蕉高钾低钠，可以促进尿酸排出，而且饱腹感强，适合痛风伴肥胖患者食用。

烹饪妙招

香蕉搭配百合、藕、黄瓜等一同食用，可以补钾利尿，促进尿酸的排出，还对人的心脏和肌肉功能有好处。

材料：猕猴桃 200 克，小芒果 100 克，
　　　酸奶 100 克。

做法：

1 猕猴桃去皮，切片；小芒果去皮、核，
　切丁备用。

2 猕猴桃片摆盘，中间放芒果丁，最后
　浇上酸奶即可。

| 功效 |

猕猴桃含较多的钾，有利
尿、促进尿酸排泄的作
用，与酸奶同食可调节肠
道益生菌，从而加速人体
代谢，提高免疫力。

69

三七莲藕粥

材料： 三七5克，粉莲藕250克，盐适量。

做法：

1 三七用清水浸泡15分钟，洗净切碎备用；粉莲藕去皮，切成边长1厘米左右的小块备用。

2 在锅中加入清水，烧开后放入三七碎和莲藕块，用小火炖煮1小时即成。

温馨提示： 本方应在医生指导下使用。

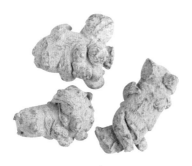

三七

功效

三七有活血化瘀的功效，莲藕可以清热凉血。二者合用，清热化瘀的效果更佳。

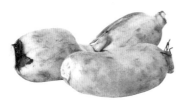

莲藕

材料：桃仁 10 克，薏米 30 克，大米 60 克。

做法：

1 薏米洗净，浸泡 4 小时；桃仁捣成泥，加水研汁去渣；大米淘洗干净。

2 锅置火上，加入桃仁汁及适量清水，大火煮开，放入大米和薏米，煮至粥黏即可。

活血化瘀

桃仁薏米粥

> **功效**
>
> 桃仁可以活血祛瘀，润肠通便；薏米可以利水渗湿，健脾除痹。二者搭配食用可以活血化瘀，通络止痛，适用于瘀血痰浊痹阻型痛风。

71

瘀热阻滞型痛风调理：5 种家用中成药

1 复方伸筋胶囊

清热除湿，活血通络。
用于痛风引起的关节红肿热痛，屈伸不利。

2 夏天无片

活血通络，行气止痛。
用于气滞血瘀之肢体疼痛，肿胀麻木。

3 舒筋定痛片

活血散瘀，消肿止痛。用于跌打损伤，风湿痹痛。

4 瘀血痹胶囊

活血化瘀，通络定痛。
用于瘀血阻络之痹证。

5 三七片

散瘀止血，消肿止痛。用于胸腹刺痛，跌仆肿痛。

五

肝肾阴虚型痛风调理 23 招

补肝益肾，强壮筋骨

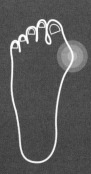

肝肾阴虚型痛风
有哪些表现

关节变形

屈伸不利

经常复发

关节疼痛

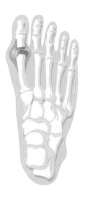

头晕耳鸣

脉细数

舌红少苔

肝肾阴虚型痛风调理：7大常用穴位

对症按摩调理方

取穴原理	按摩局部阿是穴可通经活络，使风、湿、热等邪无所依附，痹痛遂解。
功效主治	通经活络，止痛。主治疼痛性疾病。
穴名解读	有阿是之法，言人有病痛，即令捏其上，若里当其处，不问孔穴，即得便快成痛处，即云阿是。

按揉局部阿是穴

操作方法
用拇指或食指指腹按揉局部阿是穴3~5分钟，以有酸胀感为宜。

定位
该穴位于病变局部，触碰时有疼痛反应。

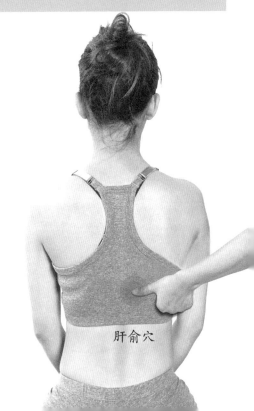

按揉肝俞穴

取穴原理	调和全身气血，改善内分泌，提高新陈代谢功能。
功效主治	疏肝理气，行气止痛。主治胁痛、胃痛、癫狂、痫证、脊背痛、脂肪肝、急（慢）性肝炎、胆囊炎等。
穴名解读	"肝"，指肝脏；"俞"，同"输"。因其内应肝脏，是肝气转输之处，是治疗肝脏疾病的重要腧穴，故名"肝俞"。

操作方法

用拇指指腹或指节按揉肝俞穴5~10分钟。

定位

肝俞穴位于人体的背部脊柱旁，第9胸椎棘突下，左右旁开二指宽处。

肝俞穴

取穴原理	肾俞穴是补肾要穴，按摩肾俞穴可以培补肾元，补肾益气，利尿通淋，促进尿酸排出。
功效主治	益气温阳，补益肾元。主治肾虚腰痛、腰膝酸软、耳鸣目眩、阳痿遗精、月经不调等。
穴名解读	"肾"，肾脏也；"俞"，输也。本穴为肾脏之气转输之处，是调治肾疾的重要穴位，故名"肾俞"。

操作方法

用拇指指腹按揉肾俞穴3~5 分钟，以有酸胀感为宜。

定位

本穴位于脊柱区，第 2 腰椎棘突下，后正中线旁开 1.5 寸。

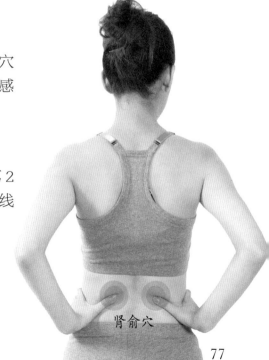

肾俞穴

<table>
<tr><td rowspan="3">按揉气海穴</td><td>取穴原理</td><td>按揉气海穴可以温养肾气，散寒除湿，增强尿酸代谢，强身健体。</td></tr>
<tr><td>功效主治</td><td>温阳益气，益肾固精。主治尿频、阳痿、遗精、腹胀、泄泻、月经失调、痛经等。</td></tr>
<tr><td>穴名解读</td><td>"气"，元气；"海"，海洋。穴在脐下，为人体元气之海，故名"气海"。</td></tr>
</table>

操作方法

用拇指或食指指腹按揉气海穴 3~5 分钟，力度适中。

定位

本穴在下腹部，脐下 1.5 寸，前正中线上。

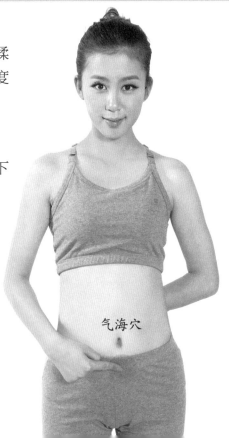

气海穴

取穴原理	按揉关元穴，可以大补元气，温补肾阳。
功效主治	培元固本，补肾益气，调节内分泌功能。可治疗肾虚腰酸、脱发及泌尿生殖系统疾病。
穴名解读	"关"，关藏；"元"，元气。本穴为人体元阴、元阳关藏之处，故名"关元"。

按揉关元穴

操作方法

用拇指指腹按揉关元穴 3~5 分钟，以有酸胀感为宜。

定位

本穴位于下腹部，脐下 3 寸，人体前正中线上。

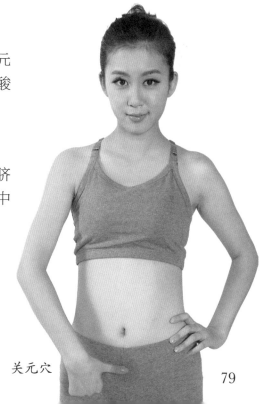

关元穴

79

按揉命门穴

取穴原理	命门肾火为生命之源，具有强肾固本、温经散寒的功效。
功效主治	补肾壮阳，培元固本，强健腰膝。主治肾功能不全、腰痛、阳痿、遗精、月经不调、带下、前列腺炎、泄泻等。
穴名解读	"命"，生命；"门"，门户。该穴在第2腰椎棘突下，两肾俞之间，为元气之根本，生命之门户，故名"命门"。

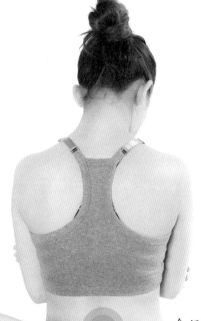

命门穴

操作方法

用拇指指腹按揉命门穴3~5分钟，以有酸胀感为度。

定位

找到两边侧腹部明显凸起的骨性标志连线与腰椎的相交处，向上数2个椎体，其棘突下的凹陷处即是命门穴。

取穴原理	三阴交穴是脾经上的穴位，又连通肝、肾二经，按揉三阴交穴，能补肾健脾，利尿通淋，促进尿酸排出。
功效主治	补脾益肾，利水渗湿，舒筋通络。主治腹痛、呕吐、消化不良、月经不调、遗精、阳痿、小便不利、失眠、水肿等。
穴名解读	"三阴"，指足之三阴经；"交"，指交会与交接。此穴为足太阴、足少阴、足厥阴三条阴经气血物质的交会处。

操作方法

以拇指指腹垂直按压穴位，每天早、晚各一次，每次左右两侧各1~3分钟。

定位

本穴在小腿内侧，内踝尖上3寸，胫骨内侧缘后际。

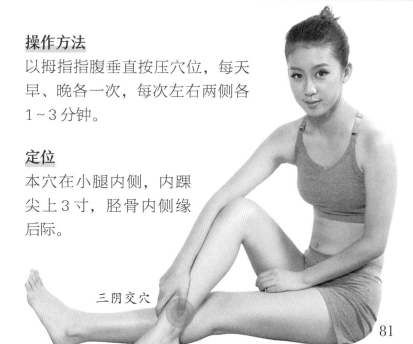

三阴交穴

肝肾阴虚型痛风调理：
4 种家常食物

黑芝麻

性味归经： 性平，味甘，归肝、肾、大肠经。

功能： 滋补肝肾。用于调理眩晕，眼花，腰酸腿软。

用法： 生食、煮粥。

禁忌： 便溏腹泻者忌食。

桑椹

性味归经： 性寒，味甘、酸，归肝、肾经。

功能： 补肝益肾，滋阴息风。用于肝肾阴亏之消渴便秘，心悸失眠，须发早白，关节不利。

用法： 生吃、熬膏、煮粥。

禁忌： 脾胃虚寒、大便溏泄者慎食。

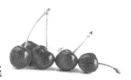

樱桃

性味归经： 性温，味甘、微酸，归脾、肾经。

功能： 益肾健脾，祛风湿。用于腰腿疼痛，四肢不仁，活动不灵。

用法： 鲜食。

禁忌： 上火的人慎食。

葡萄

性味归经： 性平，味甘、酸，归肺、脾、肾经。

功能： 益气补血，强壮筋骨。用于风湿痹痛，气血虚弱，水肿。

用法： 鲜食。

禁忌： 阴虚内热的人慎食。

肝肾阴虚型痛风调理：
4 种常用中药

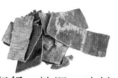

杜仲

性味归经： 性温，味甘，归肝、肾经。

功效主治： 补肝肾，强筋骨。用于肝肾不足，腰膝酸痛，筋骨无力。

用法： 6~10 克，煎服。

禁忌： 阴虚火旺的人慎服。

牛膝

性味归经： 性平，味苦、甘、酸，归肝、肾经。

功效主治： 逐瘀通经，补肝肾，强筋骨。用于腰膝酸痛，筋骨无力。

用法： 5~12 克，煎服。

禁忌： 孕妇慎服。

龟甲

性味归经： 性微寒，味咸、甘，归肝、肾、心经。

功效主治： 滋阴潜阳，益肾壮骨，养血补心。用于肾虚筋骨痿软，阴虚潮热。

用法： 9~24 克，煎服，先煎。

枸杞子

性味归经： 性平，味甘，归肝、肾经。

功效主治： 滋补肝肾，益精明目。用于肝肾阴虚，精血不足，腰膝酸痛。

用法： 6~12 克，煎服。

其他常用中药：独活、桑寄生、五加皮、淫羊藿、续断等。

药食同源，补肝益肾：4道精选食疗方

补肝益肾

黑芝麻大米粥

材料： 大米 150 克，黑芝麻 10 克。

做法：

1 黑芝麻洗净，炒香，碾碎备用；大米洗净。

2 砂锅置火上，倒入适量清水大火烧开，加入大米煮沸，转小火煮至八成熟，放入芝麻碎拌匀，继续熬煮至米烂粥稠即成。

—— 功效 ——

黑芝麻可以补肝肾，和大米一起煮粥食用可以缓解肝肾阴虚引起的痛风。

烹饪妙招

黑芝麻连皮一起吃不容易消化，压碎后不仅有助于香气的散发，更有助于人体吸收。

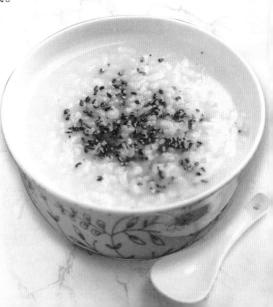

84

材料：黄瓜 2 根，葡萄 100 克。

做法：

1 将黄瓜洗净，切丁，葡萄洗净。将黄瓜丁和葡萄全部放进榨汁机里榨成汁。

2 把榨好的汁用滤网过滤一下即可饮用。

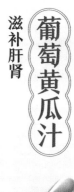

滋补肝肾

葡萄黄瓜汁

—\ 功效 /—

葡萄可以滋补肝肾，通便利尿，是一种基本不含嘌呤的水果，适合痛风患者食用。它和黄瓜同食可以起到促进多余尿酸排出的作用。

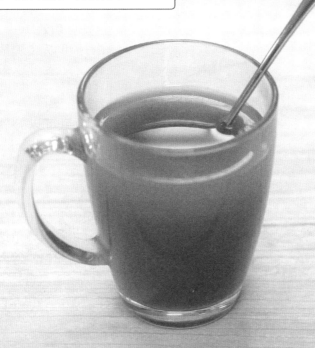

补肾暖阳

板栗枸杞粥

材料：山药50克，板栗肉60克，大米80克，枸杞子5克，红枣6枚。

做法：

1 将板栗肉掰成小块；大米洗净，浸泡30分钟；山药去皮，切小块；红枣洗净，去核；枸杞子洗净。

2 锅内加适量清水烧开，放入大米、山药块、红枣和板栗块，大火煮沸后转小火煮30分钟，加入枸杞子继续煮10分钟即成。

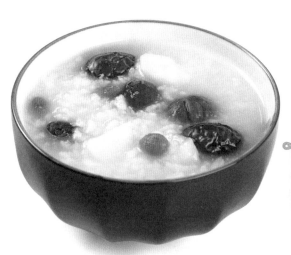

| 功效 |

山药可以健脾固肾；板栗可以补肾强筋。它们与红枣、枸杞子搭配食用可以补肾暖阳，强健腰膝。

烹饪妙招

板栗煮熟后再剥皮会轻松许多，做这道粥用熟板栗会更省时。

材料: 枸杞子5克，杜仲8克。

做法: 将枸杞子、杜仲一起放入杯中，冲入沸水，盖盖子闷泡约10分钟即可饮用。

温馨提示: 本方应在医生指导下使用。

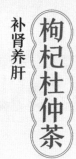

补肾养肝

枸杞杜仲茶

| 功效 |

此茶饮可补肾养肝，能缓解肝肾不足之痛风、头晕头痛、腰膝酸软、视力减退等。

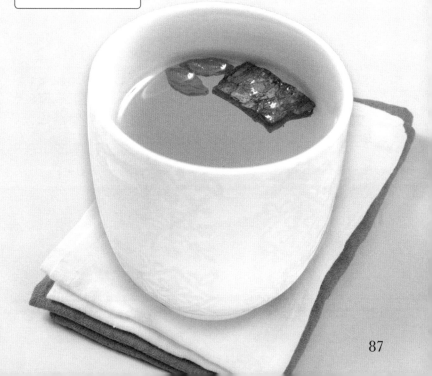

肝肾阴虚型痛风调理：4 种家用中成药

1 杜仲壮骨丸

养肝壮腰，强筋健骨，祛风除湿。用于风湿痹痛，筋骨无力。

2 天麻祛风补片

温肾养胃，祛风止痛。用于肝肾亏损之四肢关节疼痛，腰酸膝软，手足麻木。

3 尪痹片

补肝肾，强筋骨，祛风湿，通经络。用于肝肾不足，风湿阻络。

4 独活寄生合剂

养血舒筋，祛风除湿。用于风寒湿闭阻、肝肾两亏导致的腰膝冷痛，屈伸不利。